Infection Du Nourisson A Pneumocystis Jiroveci

Sylvain Blanchon

Infection Du Nourisson A Pneumocystis Jiroveci

Etude retrospective des enfants hospitalisés en réanimation pédiatrique pour detresse respiratoire

Presses Académiques Francophones

Impressum / Mentions légales
Bibliografische Information der Deutschen Nationalbibliothek: Die Deutsche Nationalbibliothek verzeichnet diese Publikation in der Deutschen Nationalbibliografie; detaillierte bibliografische Daten sind im Internet über http://dnb.d-nb.de abrufbar.
Alle in diesem Buch genannten Marken und Produktnamen unterliegen warenzeichen-, marken- oder patentrechtlichem Schutz bzw. sind Warenzeichen oder eingetragene Warenzeichen der jeweiligen Inhaber. Die Wiedergabe von Marken, Produktnamen, Gebrauchsnamen, Handelsnamen, Warenbezeichnungen u.s.w. in diesem Werk berechtigt auch ohne besondere Kennzeichnung nicht zu der Annahme, dass solche Namen im Sinne der Warenzeichen- und Markenschutzgesetzgebung als frei zu betrachten wären und daher von jedermann benutzt werden dürften.

Information bibliographique publiée par la Deutsche Nationalbibliothek: La Deutsche Nationalbibliothek inscrit cette publication à la Deutsche Nationalbibliografie; des données bibliographiques détaillées sont disponibles sur internet à l'adresse http://dnb.d-nb.de.
Toutes marques et noms de produits mentionnés dans ce livre demeurent sous la protection des marques, des marques déposées et des brevets, et sont des marques ou des marques déposées de leurs détenteurs respectifs. L'utilisation des marques, noms de produits, noms communs, noms commerciaux, descriptions de produits, etc, même sans qu'ils soient mentionnés de façon particulière dans ce livre ne signifie en aucune façon que ces noms peuvent être utilisés sans restriction à l'égard de la législation pour la protection des marques et des marques déposées et pourraient donc être utilisés par quiconque.

Coverbild / Photo de couverture: www.ingimage.com

Verlag / Editeur:
Presses Académiques Francophones
ist ein Imprint der / est une marque déposée de
AV Akademikerverlag GmbH & Co. KG
Heinrich-Böcking-Str. 6-8, 66121 Saarbrücken, Deutschland / Allemagne
Email: info@presses-academiques.com

Herstellung: siehe letzte Seite /
Impression: voir la dernière page
ISBN: 978-3-8381-7277-4

INFECTION DU NOURISSON A
PNEUMOCYSTIS JIROVECI

Dr Sylvain Blanchon

SOMMAIRE

1- **INTRODUCTION**

La pneumocystose est une maladie rare, mais reste une infection opportuniste majeure des patients porteurs d'un déficit immunitaire. 25 ans après le début de l'épidémie, le virus de l'immunodéficience humaine (VIH), et par conséquent la pneumocystose, ont vu leur place reculer dans les préoccupations de la population générale. Aujourd'hui, face à une maladie devenue beaucoup moins fréquente sous nos latitudes avec l'avènement des multithérapies efficaces, et face à la diminution des compagnes de préventions et d'informations, nous pouvons craindre une baisse de la connaissance et de la vigilance vis-à-vis du VIH, et de la pneumocystose, et une ré-ascension de leur incidence. Malgré les avancés thérapeutiques des années 1990 vis-à-vis du VIH, l'incidence et la mortalité du *Pneumocystis Jiroveci* restent importante, particulièrement en pédiatrie. Par ailleurs, la connaissance sur la pathogénie de *Pneumocystis Jiroveci* s'est enrichie. Il est aujourd'hui impliqué dans la mort subite du nourrisson et dans les pneumopathies du patient immunocompétent. La population « à risque » est donc beaucoup plus large que les seuls patients atteints d'une pathologie immunitaire, mais reste à préciser.

La pneumocystose est la plus fréquente et chronologiquement la première des affections opportunistes. La prise en charge diagnostique des détresses respiratoires aiguës et de la pneumocystose du nourrisson est donc un élément majeur du dépistage précoce des déficits immunitaires innés et acquis de l'enfant.

Soixante enfants de 80 à 240 jours de vie ont été hospitalisés en réanimation d'août 2001 à décembre 2006 pour détresse respiratoire aiguë sans antécédent connu. Parmi ces enfants, nous avons été confrontés à 7 cas de pneumocystose. Aujourd'hui, de nombreuses techniques de prélèvements et de microbiologie sont venues enrichir l'arsenal du praticien pour rechercher le *Pneumocystis*. Il est donc important de pouvoir évaluer la démarche diagnostique adéquat, et notamment la place du lavage broncho-alvéolaire.

2- **RAPPELS : LA PNEUMOCYSTOSE**

a- Historique

En 1909, Chagas découvre dans les poumons de cobayes atteints de trypanosomiase des kystes qu'il pense être le chaînon manquant du cycle de *Trypanosomia Cruzei* [1]. Carinii découvre en 1910 ces mêmes organismes au sein de poumons de rats porteurs de *Trypanosomia Lewisi* [2]. Delanoé et Delanoé découvrent en 1912, à l'Institut Pasteur de Paris, ces germes chez des rats indemnes de trypanosomiase, et démontrent que ces kystes sont de nouveaux micro-organismes qu'ils nomment *Pneumocystis Carinii*, et qu'ils répertorient parmi les protozoaires [3]. En 1942, Van der Meer et Brug décrivent sa présence dans des poumons humains. Mais ce n'est qu'en 1952, que Vanek et Jirovek identifient le *Pneumocystis* comme agent pathogène de l'homme, en étudiant la grande épidémie européenne de pneumopathies interstitielles ayant atteint les prématurés et les enfants dénutris durant les années 1930/1940 [4]. A partir de 1986, Kovacs montre par des études moléculaires et immunologiques qu'il existe différentes espèces de *Pneumocystis*, chaqu'une étant pathogène pour un hôte d'une seule et même espèce. *Pneumocystis Carinii sp.Hominis* est le germe responsable de la pneumocystose pulmonaire humaine [5-7].

La classification taxonomique de *Pneumocystis* a été longtemps sujette à débat et controverse. Initialement classé parmi les protozoaires, il est reclassé en 1988 dans les champignons après étude de son ARN ribosomal [8]. Plusieurs études ont par la suite confirmé son appartenance au groupe fongique [9-15], mais ses nombreuses particularités ont fait qu'il est aujourd'hui proposé de créer une nouvelle classe et une nouvelle dénomination [16]. Sa classification taxonomique définitive est officialisée en 2005 [17]: groupe des eucaryotes, règne végétal, branche des champignons, embranchement des ascomycètes, sous-embranchement des taphinomycotinas (ou archiascomycotinas), classe des pneumocystidomycetes, ordre des pneumocystidales, famille des pneumocystidae, genre *Pneumocystis*, espèce *Jiroveci*.

Par ailleurs, *Pneumocystis Carinii* devient le nom de l'espèce présente chez le rat, animal au sein duquel il fut décrit initialement.

Pneumocystis Jiroveci reste un champignon atypique étant donné:

-sa culture difficile in vitro.

-sa résistance aux agents antifongiques classiques, due à l'absence de stérol fongique au niveau de sa membrane.

-la fragilité de la paroi cellulaire de la forme trophique.

-la faible quantité d'ADN et d'ARN ribosomal.

-les nombreux aspects structuraux semblables aux protozoaires, comme les filopodes.

-la sensibilité aux molécules antibactériennes comme le cotrimoxazole et antiprotozoaires comme la pentamidine.

Le cycle de *Pneumocystis* est aujourd'hui encore mal connu, notamment parce qu'il n'a jamais pu être observé in vitro. Il se définit toujours selon une nomenclature relative aux protozoaires, selon 4 formes : le trophozoïte haploïde (1 à 4 microns), qui se reproduit selon un mode sexué ou asexué pour former le trophozoïte diploïde (3 à 5 microns), devenant après quelques mitoses des prékystes (4 à 8 microns), formant après plusieurs divisions cytoplasmiques des kystes matures (5 à 8 microns) contenant 8 corps intrakystiques qui deviendront des trophozoïtes haploïdes après rupture du kyste [18, 19].

b- Epidémiologie

Dans les années 1970, il est rapporté environ 100 cas/an aux USA [20], essentiellement chez les enfants prématurés ou dénutris, et chez les patients immuno-déficients. Dans les années 1980, l'incidence de la pneumocystose croit de manière exponentielle avec l'émergence de l'infection à VIH [21, 22]. Elle est le premier agent opportuniste, responsable à cette époque de 30% des découvertes d'infection par le VIH , et de 65% des classifications en stade SIDA aux USA [23, 24]. Son incidence est maximale en 1990, avec 20.000 cas/an aux

USA, soit 110 cas/an pour 1000 personnes séropositives pour le VIH [25, 26]. Puis cette incidence commence à décroître grâce à la chimioprophylaxie par cotrimoxazole débutée en 1989. A partir de 1995, grâce à la découverte des multithérapies anti-rétrovirales efficaces, l'incidence de la pneumocystose chute très fortement en Amérique du Nord et en Europe, mais reste l'infection opportuniste mortelle la plus fréquente du patient immunodéprimé et la première cause de classification en stade SIDA. Depuis 1999/2000, l'incidence de la pneumocystose semble se stabiliser, aux environs de 30 à 40 cas/an pour 1000 personnes infectées par le VIH [26].

c- Répartition géographique et réservoir viral

La répartition géographique de *Pneumocystis* est mondiale, mais hétérogène [27]. La pneumocystose est plus fréquente en Amérique du Nord et en Europe. Mais si la prévalence « symptomatique » varie considérablement d'un pays à l'autre [28], la prévalence « sérologique » est tout à fait comparable [29]. La plus faible incidence de pneumocystose dans les pays en voie de développement, notamment en Afrique, peut être rapportée à des souches de *Pneumocystis* de virulence différente, à l'apparition plus précoce d'autres infections, et aux modes diagnostics utilisés moins performants.

Le réservoir de *Pneumocystis Jiroveci* est inconnu, mais est probablement environnemental et humain [28, 30]. Le réservoir animal est aujourd'hui une hypothèse peu satisfaisante, étant donné la forte spécificité d'hôte de chaque espèce, et les échecs d'essais de transmissions croisées entre espèces hôtes différentes [31]. Le *Pneumocystis* a été isolé dans l'eau et dans l'air [32, 33], aussi bien à l'hôpital qu'en zone rurale [34]. Chez l'homme, plusieurs études ont permis de retrouver *Pneumocystis Jiroveci* chez des patients asymptomatique et immunocompétent [35]. Les études sérologiques retrouvent chez 60 à 80% de la population générale des anticorps spécifiques[29, 36], et chez plus de 80% des enfants de 2 à 5 ans [37], démontrant les très fréquentes expositions et infections pauci-symptomatiques ou asymptomatiques de l'homme, notamment dans les premières années de vie.

d- Modes de contamination

La transmission de la pneumocystose est encore aujourd'hui mal connue, mais elle semble à priori être respiratoire, étant donné sa localisation exclusivement pulmonaire [26]. La transmission aux rats a été démontrée à partir de l'air infecté, et infirmé à partir du sol infecté [28]. La transmission expérimentale entre souris de laboratoire [38] et la description, bien que rare, de plusieurs cas de pneumocystose simultanée au sein d'un même service hospitalier [39] ou d'une même famille permettent d'évoquer une transmission interindividuelle [40]. La réactivation d'un germe latent, hypothèse longtemps admise, semble être un mode exceptionnel, sinon mineur, d'infection. Plusieurs études ont montré que des épisodes récurrents de pneumocystose pulmonaire étaient essentiellement dus à des souches différentes [41, 42].Il a également été montré par des lavages broncho-alvéolaire itératifs la disparition totale des pneumocystes après traitement [43, 44].

e- Population à risque

La pneumocystose a été initialement décrite chez les enfants prématurés et dénutris [4]. Par la suite, elle est décrite chez des patients traités par chimiothérapie, ou transplantés, puis ceux porteurs d'un cancer solide ou d'une hémopathie maligne [20, 45, 46]. A partir des années 1980, l'infection à VIH devient le grand pourvoyeur de pneumocystose. La population à risque a donc été rapidement ciblée comme étant les personnes présentant des troubles de l'immunité, innés ou acquis.

Le rôle de l'immunité cellulaire et des lymphocytes CD4+ a été démontré dans les années 1970 comme primordiale et centrale dans la lutte vis-à-vis du pneumocyste. Les macrophages alvéolaires sont également des acteurs majeurs dans l'induction d'une réponse immunitaire et la destruction du pneumocyste [47], tout comme un certain nombre de cytokine: en premier lieu le TNF-alpha [48, 49]et l'interféron gamma, mais également les interleukines 1,2 et 6 [50, 51]. Les lymphocytes CD8+, par contre, ont un rôle minime, possiblement parce que *Pneumocystis Jiroveci* est un pathogène exclusivement extracellulaire [52].

L'immunité humorale, étudiée plus récemment grâce à l'identification et au clonage des différents antigènes, notamment le Major Surface Glycoprotéine (MSG), a également une place importante dans la réponse immunitaire dirigée contre le *Pneumocystis*. La pneumocystose a été décrite chez les patients dépourvus de lymphocytes B ou agammaglobulinémie. L'administration d'un anticorps monoclonal dirigé contre l'antigène MSG diminue le risque de pneumocystose chez la souris immunodéprimée [51].

Les situations à risques sont donc [53-57] :

-la prématurité.

-la dénutrition.

-les cancers solides sous chimiothérapies.

-les hémopathies malignes, et particulièrement la leucémie aiguë lymphoblastique, et la maladie de Hodgkin.

-les transplantations d'organe sous traitement immunosuppresseurs.

-les patients transplantés de moelle osseuse.

-les traitements immunosuppresseurs, notamment la corticothérapie, d'autant plus qu'elle est utilisée à forte dose et de manière prolongée.

-les dysimmunités congénitales : déficit immunitaire combiné sévère (SCID), syndrome d'hyper-IgM, hypogammaglobulinemie.

-l'infection à VIH. Le risque de développer une pneumocystose apparaît comme significatif lorsque les lymphocytes CD4+ sont inférieurs à 200/microL [58].

f- Pathogénie et présentation clinique, biologique, radiologique

Pneumocystis Jiroveci peut être responsable de portage sain ou de symptomatologie aspécifique et frustre chez le patient immunocompétent ou immunodéprimé [26, 35]. Par ailleurs, 1 étude a montré l'augmentation de la prévalence du *Pneumocystis* chez les enfants victime de mort subite du nourrisson [59]. Chez le patient immunodéprimé, la pneumocystose se développe classiquement sous forme d'une pneumonie interstitielle bilatérale et diffuse, mais une atteinte alvéolaire, ou focale est également possible.

La présentation clinique habituelle est une dyspnée fébrile, associée à une toux sèche, d'installation aiguë ou sub-aigue, mais possiblement insidieuse sur plusieurs semaines, évaluant vers la détresse respiratoire. D'autres symptômes peuvent s'y associer : asthénie, anorexie, amaigrissement, douleur thoracique, expectoration, et à un stade avancé de la détresse respiratoire, trouble de conscience et sueurs témoignant de l'hypercapnie. Des atteintes extra pulmonaires sont possibles, bien qu'exceptionnelles et décrites exclusivement pour des patients séropositifs pour le VIH très profondément immunodéprimés: adénopathies, péricardites, hépato-splénomégalie [60].

La pneumocystose pulmonaire induit très peu de modification des paramètres biologiques, notamment l'absence de syndrome inflammatoire, sinon un décalage isolé et très modéré de la CRP. Lorsque s'installe la détresse respiratoire, les gaz du sang mettent en évidence une hypoxie et une hypercapnie, possiblement associés à une acidose respiratoire plus ou moins compensée, en fonction de la vitesse d'installation et du stade de gravité de la dyspnée.

La radiographie standard de thorax montre un syndrome interstitiel ou alvéolo-interstitiel bilatéral et diffus, parfois associés à des opacités alvéolaires non systématisées. Il peut également exister un pneumothorax ou des adénopathies médiastinales [61]. Elle est normale dans 10% des cas [62], notamment chez le patient séropositif pour le VIH. Le scanner thoracique met en évidence des images en verre dépoli, bilatérales et diffuses, prédominant dans les zones péri-hilaires.

g- Modalités diagnostiques

La mise en évidence de *Pneumocystis Jiroveci* s'effectue classiquement, et encore aujourd'hui dans la majeure partie des centres hospitaliers, par coloration : le May-Grunwald-Giemsa (MGG), mais surtout l'imprégnation argentique, dite « coloration de Gomori-Grocott », révélant la paroi des kystes. La recherche de pneumocystose par coloration reste la méthode de référence étant donnée sa spécificité de 100%. Par la suite, sont apparues des techniques sérologiques initialement peu spécifiques. Mais en 1986, la découverte d'anticorps monoclonaux, spécifiques de chaque espèce de pneumocyste, a abouti au développement des tests d'immunofluorescence directe, augmentant la sensibilité des tests diagnostiques [63]. En 1990, Wakefield utilise pour la première fois l'amplification d'acides nucléiques via des réactions de polymérase en chaîne (PCR) pour la recherche du *Pneumocystis* [64]. Puis cette technique s'est progressivement améliorée avec la découverte de nouvelles amorces de réplication, permettant d'obtenir une sensibilité de 90% à 100% [65, 66]. Depuis plusieurs années, de nouvelles méthodes de PCR sont en cours d'évaluation : PCR quantitative, PCR nichée, PCR en temps réel, PCR par essai.

Le recueil de matériel pour l'étude microbiologique s'effectuait dans la période d'après-guerre sur expectoration simple, au mieux induite, ou sur biopsie pulmonaire. Aujourd'hui, les prélèvements sont classiquement effectués par lavages broncho-alvéolaires dans les zones radiologiquement atteintes, lors d'une fibroscopie bronchique au tube souple. Les autres techniques de prélèvements pour la recherche de pneumocystose sont les expectorations simples et induites par inhalation d'aérosol de sérum physiologique, les prélèvements naso-pharyngés, les lavages oro-pharyngés, et les aspirations trachéales pour les patients sous ventilation artificielle [67-70].

La recherche du *Pneumocystis* par PCR sur prélèvement des voies aériennes supérieures est aujourd'hui recommandée en première intention chez l'adulte.

11

h- Traitements et chimioprophylaxies

Le traitement curatif de la pneumocystose associe le cotrimoxazole aux corticoïdes. Le cotrimoxazole, association de sulfamétoxazole (SMX) et de trimethoprime (TMP), est l'anti-infectieux de référence étant donné sa forte efficacité pour une toxicité modérée [71, 72]. La posologie est de 100mg/kg/j de SMX et 20mg/kg/j de TMP, en 3 à 4 prises par jour, La voie d'administration est préférentiellement la voie intraveineuse lente sur 1 heure, en phase aiguë, et notamment dans les situations de détresse respiratoire. La durée totale recommandée de l'antibiothérapie est de 21 jours pour les patients séropositifs pour le VIH, et de 14 jours pour les patients séronégatifs pour le VIH. L'association d'une corticothérapie par voie générale a montré son efficacité dans plusieurs études chez l'adulte au début des années 90, permettant une survie de 79% des patients séropositifs pour le VIH, versus 18% sans utilisation de corticoïdes [73, 74]. Par la suite, des études réalisées chez des enfants séropositifs pour le VIH ont montré son efficacité pour diminuer les décompensations respiratoires, les recours à la ventilation mécanique, et la mortalité [75]. La posologie, en équivalant prednisone, est de 1 à 2 mg/kg/j, à débuter dans les 72 premières heures du traitement antibiotique , suivi d'une décroissance progressive [76, 77]. La durée de la corticothérapie n'est pas strictement codifiée, mais elle est habituellement poursuivie durant 2 à 3 semaines au total. Aucune recommandation ne préconise l'isolement septique ou respiratoire des patients porteur du *Pneumocystis*. En cas d'intolérance au cotrimoxazole, il est possible d'utiliser l'isothionate de pentamidine (Pentacarinat®) à la dose de 3 à 4mg/kg/j par voie intraveineuse, la dapsone (Disulone®), ou l'atovoquone (Wellvone®), mais de moindre efficacité et de plus forte toxicité.

La chimioprophylaxie est recommandée chez les patients séropositifs pour le VIH classés en stade SIDA, ou ayant un taux de lymphocytes CD4+ inférieur à 200/microL, ou inférieur à 14% des lymphocytes totaux [78]. Il n'existe pas de recommandation officielle de chimioprophylaxie dans le cadre d'immunodéficience non liée au VIH, mais il parait légitime de l'utiliser dans ces situations : dénutrition sévère, greffe d'organe solide, greffe de moelle osseuse, chimiothérapie, traitement immunosuppresseur, corticothérapie au long court, immunodépression congénitale (agammaglobulinémie, SCID...) [79]. La chimioprophylaxie de choix est le cotrimoxazole (Bactrim®) à la posologie de 25mg/kg/j, trois fois par semaine, la posologie maximale étant de 800mg par prise chez l'adulte [80]. En cas d'intolérance au cotrimoxazole, il peut être utilisé les aérosols d'isothionate de pentamidine 1 fois par mois, ou la dapsone.

Il est constaté actuellement l'émergence de souche de *Pneumocystis Jiroveci* ayant une mutation de la cible du cotrimoxazole, la dihydropteroate synthétase (DHPS) [81]. Cette mutation est liée à l'utilisation de chimioprophylaxie par cotrimoxazole, mais n'est pas lié à ce jour à une augmentation du risque d'échec thérapeutique.

i- Evolution et survie

La mortalité de la pneumocystose pulmonaire reste importante, malgré une amélioration majeure de sa prise en charge diagnostique et thérapeutique. Le décès du patient a lieu dans un contexte de détresse respiratoire aiguë et d'hypoxie réfractaire. Son pronostique est profondément lié au type de déficit immunitaire. Actuellement, la mortalité est de 10 à 20% parmi la population séropositive pour le VIH, et de 30 à 60% dans les immunodépressions non liées au VIH [82]. Au sein des patients séronégatifs pour le VIH, il existe également une importante disparité de survie en fonction de la pathologie sous-jacente. En l'absence de traitement, la pneumocystose pulmonaire entraîne le décès du patient immunodéprimé dans la quasi-totalité des cas [83]. L'évolution au long court, habituellement sans séquelle, est possible vers la fibrose pulmonaire irréversible malgré l'éradication du *Pneumocystis*. Il n'existe pas d'immunisation, et les récidives sont donc possibles [83].

Les facteurs de mauvais pronostiques immunologiques sont le type et la profondeur de l'immunodépression, notamment le taux de lymphocytes CD4+. Les facteurs de mauvais pronostiques de la détresse respiratoire sont la tachypnée importante, la tachycardie importante, la nécessité du recours a la ventilation assistée, l'utilisation d'une ventilation mécanique pendant plus de 5 jours, l'acidose respiratoire, l'hypercapnie clinique ou biologique, les troubles hémodynamiques et les défaillances multiviscérales.

j- Particularité de la pneumocystose chez les patient immunodéprimés séronégatifs VIH

La pneumocystose pulmonaire est détectée plus fréquemment lors de déficits immunitaires non liées au VIH que lors d'infections à VIH depuis 1993 aux USA [26]. Elle est le mécanisme de découverte de 20% des SCID [84]. La symptomatologie est d'installation plus aiguë, avec majoration de la fréquence respiratoire et de l'hypoxie [55, 85]. La polynucléose est majorée dans le lavage broncho-alvéolaire, et la charge fongique de *Pneumocystis* est plus faible [86]. Les co-infections sont plus fréquentes [87]. La mortalité est accrue (30 à 60% versus 10 à 20%) dans un contexte d'immunodéficience non lié au VIH [82], au moins en partie par une symptomatologie plus sévère d'installation plus rapide, une difficulté de mise en évidence microbiologique et donc un retard diagnostic, et des co-infections fréquentes pouvant faire croire à tord que l'élément pathogène est trouvé et donc limiter les investigations invasives, chez des patients instables. Il est donc légitime dans ce contexte, en cas d'immunodépression sévère et de suspicion de pneumocystose, de débuter un traitement par cotrimoxazole avant le diagnostic microbiologique [88].

k- Particularité de la pneumocystose chez l'enfant

Dans les années 80, l'incidence de la pneumocystose pulmonaire dans la population séropositive pour le VIH était de 13 cas/an pour 1000 enfants [89], et de 95 cas/an pour 1000 enfants de moins de 1 an [90]. A cette époque, la mortalité en pédiatrie était de 35% dans les 2 mois suivant le diagnostic, et la médiane de survie était de 19 mois. La décroissance des cas de pneumocystose dans les années 90 a été décalée dans le temps par rapport à l'adulte, étant donnée l'utilisation plus tardive des multithérapies antirétrovirales efficaces en pédiatrie. En 2001, son incidence est de 5 cas/an pour 1000 enfants séropositifs pour le VIH [82].

La pneumocystose reste le mode de découverte de 20% des déficits immunitaires congénitaux, notamment le SCID [84]. Elle est également un mode fréquent de diagnostic d'infection par le VIH, non seulement de l'enfant, mais aussi de sa mère. La pneumocystose est l'infection la plus communément responsable de passage en stade SIDA de l'enfant, dans 33% des cas. La prévalence de la pneumocystose parmi les enfants infectés par le VIH est maximale dans la 1ère année de vie, avec un pic de fréquence entre 3 et 6 mois, responsable de 57% des cas de SIDA avant 1 an [91, 92]. Une étude a montré en 2001, sur une série de 531 enfants porteurs du VIH que la pneumocystose était le mode de découverte de la séropositivité VIH dans 16% des cas, et était responsable de 50% des classifications en stade SIDA, la plus part avant 1 an, et 79% des mères séropositives pour le VIH ont découvert leur infection à l'occasion de la maladie de leur enfant [93].

La présentation clinique peut être une pneumonie focale [94], même si elle est de présentation similaire à celle de l'adulte dans la très grande majorité des cas. Il existe par ailleurs une controverse actuellement sur la pathogénie de *Pneumocystis Jiroveci* après qu'un taux élevé de colonisation ai été retrouvé chez les enfants victime de mort subite du nourrisson [59]. Le diagnostique microbiologique est plus difficile chez l'enfant, car les prélèvements naso-pharyngés sont très peu contributifs et les expectorations difficiles à stimuler.

Les moyens thérapeutiques sont les mêmes que ceux utilisés en médecine d'adulte, sans oublier la prise en charge d'une éventuelle dénutrition, élément essentiel de la guérison en pédiatrie, et plus particulièrement dans le contexte de la pneumocystose et des déficits immunitaires. L'incidence de la pneumocystose est peu liée au taux de lymphocytes CD4+ avant l'age de 6 ans et plus particulièrement avant 1 an. Une grande partie des enfants atteints de pneumocystose ont un taux de lymphocytes CD4+ supérieurs à 1500/microL, et ce chiffre peut varier très rapidement chez un même enfant [95, 96]. Il est donc recommandé d'utiliser la chimioprophylaxie par cotrimoxazole de manière large en pédiatrie. Les recommandations nord-américaines proposent une chimioprophylaxie systématique avant 2 ans, et en cas de lymphocytes CD4+<200microL par la suite [78, 97].

3- **OBJECTIFS**

L'objectif principal de cette étude était d'évaluer les méthodes diagnostiques de la pneumocystose chez le nourrisson sans antécédent particulier. Par ailleurs, nous avons décrit sa prévalence, sa présentation clinique, biologique et radiologique, sa prise en charge thérapeutique, son évolution et les pathologies immunitaires diagnostiquées.

4- **MATERIELS ET METHODES**

Cette étude est une analyse rétrospective sur les enfants hospitalisés en réanimation néonatale et pédiatrique à l'hôpital Armand-Trousseau à Paris. Parmi les enfants âgés de 80 à 240 jours hospitalisés en réanimation d'août 2001 à décembre 2006, nous avons sélectionné ceux admis pour détresse respiratoire aiguë, dont nous avons répertorié les pathologies sous-jacentes. Pour les nourrissons ne présentant aucun antécédent particulier, nous avons relevé l'âge d'entrée, la présentation clinique, biologique et radiologique, la réalisation éventuelle d'un lavage broncho-alvéolaire, le diagnostic microbiologique, le diagnostic étiologique, la durée d'hospitalisation, la durée d'oxygénothérapie, la durée de ventilation assistée, et l'évolution. Nous avons étudié les lavages broncho-alvéolaires réalisés: leur indication, le délai par rapport à l'admission de l'enfant en réanimation, les résultats microbiologiques, et leur intérêt dans la démarche diagnostique et thérapeutique. Parmi les enfants ayant présenté une pneumocystose microbiologiquement avérée, nous avons étudié également les moyens diagnostiques utilisés, leurs indications et leurs résultats, la prise en charge thérapeutique, l'évolution et les résultats du bilan immunologique réalisé.

L'analyse statistique a été réalisée avec le logiciel Statview® (V5.0). Pour les variables continues, nous avons calculé la médiane et les limites minimales et maximales. La comparaison de variables indépendantes utilisait un test du chi-2 non paramétrique, p<0,05 étant considéré comme statistiquement significatif.

5- **RESULTATS**

288 enfants, de 80 à 240 jours de vie, ont été hospitalisés en réanimation d'août 2001 à décembre 2006, dont 122 pour détresse respiratoire aiguë. Les autres enfants représentaient les admissions post-opératoires, ou pour causes médicales non respiratoires (malaises, convulsions, états de mal convulsifs, troubles hydro-électrolytiques, déshydratations aiguës, chocs septiques...) Les différents groupes de patients étudiés se définissaient selon la figure 1.

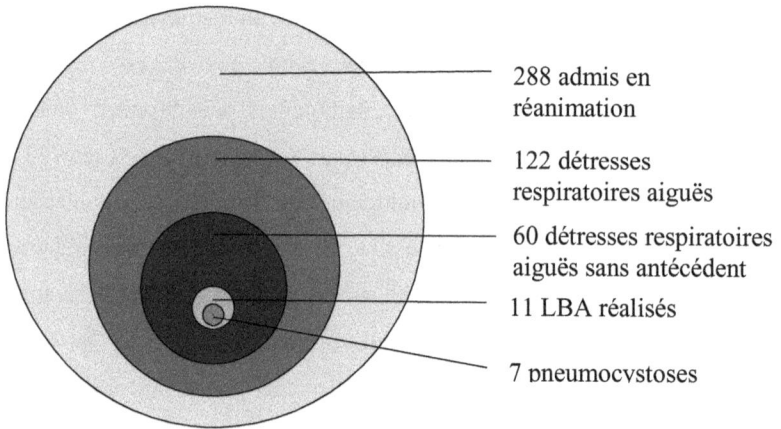

288 admis en réanimation

122 détresses respiratoires aiguës

60 détresses respiratoires aiguës sans antécédent

11 LBA réalisés

7 pneumocystoses

Figure 1 : Répartition des patients

Les 122 nourrissons, 49 filles et 73 garçons, hospitalisés dans le service pour détresse respiratoire aiguë avaient un âge médian de 133 jours [de 80 jours à 239 jours], et une durée d'hospitalisation de 4 jours [de 1 à 70]. Les pathologies sous-jacentes connues à l'entrée de l'enfant en réanimation sont décrites dans le tableau I.

Antécédents	Nombre de patients	
Absence de pathologie connue	60	
Pathologies pulmonaires		
-Dysplasie broncho-pulmonaires	23	
-Mucoviscidose	4	
-Malformations pulmonaires	4	36
-Pneumopathie interstitielle chronique	3	
-Trachéomalacie	1	
-Miliaire tuberculeuse	1	
Pathologies ORL		
-Syndrome de Pierre Robin	1	6
-Laryngomalacie	5	
Pathologies cardio-vasculaires	5	
Pathologies digestives	3	
Pathologies hémato-immunologiques	2	
Pathologies neurologiques	8	

Tableau I : Répartition des pathologies sous-jacentes

Soixante enfants (22 filles) ont été hospitalisés pour détresse respiratoire aiguë sans terrain pathologique particulier connu. Parmi eux, il existait 20 enfants nés prématurément, dont 13 nés avant 32 SA, et 7 nés à 32 SA ou plus. L'âge médian à l'admission était de 112,5 jours [de 80 à 239]. Tous les enfants étaient symptomatiques à l'arrivée, 19 étaient fébriles, tous présentaient une polypnée, 12 de la toux, 8 une cyanose, 4 des apnées, 25 des signes de spasticité, 13 des crépitants à l'auscultation, 7 des troubles hémodynamiques, 5 des signes neurologiques associés (hypotonie, troubles de la conscience), et 4 des signes

19

digestifs (vomissement, diarrhée). L'évaluation du syndrome inflammatoire à l'arrivée retrouvait une CRP à 12,5 mg/l [de 1 à 284], un taux de leucocytes de 12 100/mm3 [700-51.200], et un taux de lymphocytes de 4.120/mm3 [de 70 à 12.150]. La radiographie de thorax standard de face à l'admission dans le service était normale pour 1 seul patient. Vingt-trois enfants présentaient une distension thoracique, 27 une atteinte radiologique bilatérale, 7 un syndrome interstitiel ou alvéolo-interstitiel bilatéral, 9 un syndrome alvéolaire diffus bilatéral, 6 des foyers alvéolaires multiples et/ou bilatéraux, 11 un foyer alvéolaire, 4 un syndrome bronchique, 4 une pleurésie, 1 un pneumothorax, et 1 un pneumomédiastin. Les résultats radiologiques sont inconnus pour 2 enfants.

Les diagnostics étiologiques ont retenu 7 pneumocystoses, 35 bronchiolites dont 50% à VRS, 6 pneumopathies bactériennes, et 12 atteintes respiratoires microbiologiquement négatives (Figure 2). 7 enfants ont évolué vers un syndrome de détresse respiratoire aiguë (SDRA): 2 pneumocystoses, 2 bronchiolites à VRS, et 3 atteintes respiratoires sans germes retrouvés. La durée médiane d'hospitalisation de ces 60 enfants a été de 4 jours [de 1 à 37], de ventilation assistée de 1,5 jour [de 0 à 30], et d'oxygénothérapie dans le service de réanimation de 3 jours [de 1 à 37]. Parmi eux, 5 enfants (8,3%) sont décédés, 4 par hypoxie réfractaire, et 1 lors d'une défaillance multiviscérale.

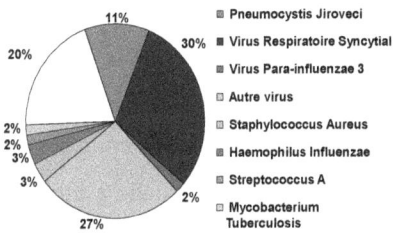

Figure 2 : répartition étiologique des détresses respiratoires aiguës

Parmi ces 60 nourrissons hospitalisés en réanimation pour détresse respiratoire aiguë, 11 lavages broncho-alvéolaires ont été réalisés. Les indications étaient dans 10 cas une pneumopathie bilatérale diffuse sévère sans orientation microbiologique, et dans 1 cas une suspicion d'infection nosocomiale lors d'une ré-aggravation secondaire. Les lavages broncho-alvéolaires ont été réalisés avec un délai médian par rapport à l'admission de 2 jours [de 1 à 5]. Cet examen a eu lieu dans les 2 premiers jours pour 6 enfants, entre le 3ème et le 5ème jour pour 4 enfants et le 8ème jour pour la ré-aggravation. L'analyse microbiologique montrait: *Pneumocystis Jiroveci* (7 cas), Cytomégalovirus (4), Virus Respiratoire Syncitial (1), *Candida Albicans* (1), M*ycobacterium Tuberculosis* (1), *Pseudomonas Aeruginosa* (1). 2 patients avaient un examen stérile. Le lavage broncho-alvéolaire permettait d'établir un diagnostic de certitude et de mettre en route une thérapeutique adéquate pour 9 enfants (7 pneumocystoses, 1 tuberculose, 1 infection nosocomiale à *Pseudomonas Aeruginosa*). Il retrouvait une co-infection par le CMV pour 4 enfants (3 pneumocystoses et 1 tuberculose). Il a permis de confirmer un diagnostic de pneumocystose préalablement établi par PCR sur une aspiration

21

trachéale. Le lavage broncho-alvéolaire ne nous a pas fourni d'élément diagnostic dans 2 cas de SDRA d'étiologie encore indéterminée.

L'étude des 7 enfants, 3 filles et 4 garçons, présentant une pneumocystose ne retrouvait aucun enfant né prématurément. 1 seul enfant avait présenté précédemment des épisodes infectieux, enfant pour qui une séropositivité VIH sera par la suite diagnostiquée. L'âge médian à l'admission était de 130 jours [de 109 à 200].

Tous les enfants étaient symptomatiques à l'admission, présentant de la fièvre (4 enfants), une polypnée (7 enfants), une toux (4 enfants), une cyanose (4 enfants), et plus rarement des signes de spasticité (1 enfant), des crépitants à l'auscultation (2 enfants), des signes digestifs (2 enfants), des signes neurologiques (1 enfant hypotonique), et des troubles hémodynamiques (1 enfant). Aucun enfant ne présentait de syndrome inflammatoire à l'admission, la CRP était à 1mg/l [de 1 à 6], les leucocytes à 10.600/mm3 [de 700 à 23.100], et les lymphocytes à 3.200/mm3 [de 70 à 12.150]. Durant l'hospitalisation en réanimation, la médiane de la CRP maximale était à 1 mg/l, avec un décalage de la CRP pour 3 enfants à 36, 86 et 74 mg/l. Les 7 nourrissons présentaient à la radiographie de thorax une atteinte bilatérale et diffuse, dont 3 un syndrome alvéolaire, 2 un syndrome interstitiel, et 2 une association de syndrome alvéolaire et interstitiel. Les scanners thoraciques réalisés montraient tous des images en verre dépoli, bilatérales et diffuses.

La durée d'hospitalisation était de 9 jours [de 6 à 37]. 5 enfants ont nécessité un recours à une ventilation mécanique, pour une durée de 7 jours [de 0 à 29], tous enfants étaient oxygéno-dépendants, pour une durée de 9 jours en réanimation [de 6 à 37], et de 13 jours au total [de 8 à 90]. Tous les enfants ont reçu une antibiothérapie par cotrimoxazole pour une durée de 21 jours, en dehors des enfants décédés. 1 enfant, séropositif pour le VIH a poursuivi son antibiothérapie jusqu'au 29ème jour. Les 7 enfants ont également reçu une corticothérapie adjuvante pour une durée de 6 jours [de 5 à 30]. 3 enfants (43%)

sont morts, par hypoxie réfractaire. Le bilan immunitaire réalisé chez ces 7 enfants a montré un taux de lymphocyte CD4+ médian de 17 CD4+/microL [de 0 à 4.380], mais un seul enfant avait un taux de lymphocyte CD4+ supérieur à 500/microL. L'exploration immunitaire a mis en évidence un syndrome d'immunodéficience combinée sévère (SCID) chez 4 enfants, et une séropositivité VIH pour 2 enfants. La séropositivité de la mère de l'un de ces deux enfants a été découverte à cette occasion. Pour 1 enfant, aucun déficit immunitaire n'a été retrouvé à ce jour.

Patient	Age (j)	Présentation clinique	CRP initiale (mg/l)	CRP max (mg/l)	Leucocyte (M/µL)	Lymphocyte (M/µL)	Radiographie de thorax	Délai LBA (j)	Co-infection
1	200	Polypnée, toux sèche, cyanose	1	1	23 100	4 300	Syndrome interstitiel diffus	2	-
2	129	Polypnée, toux sèche, cyanose	1	1	18 900	5 300	Syndrome interstitiel diffus	5	-
3	109	Fièvre, polypnée, toux, cyanose, hypotonie, crépitants, troubles digestifs et hémodynamiques	6	89	1 500	585	Syndrome interstitiel diffus, opacité alvéolaire de l'apex droit	2	CMV
4	130	Fièvre, polypnée, toux spasticité, troubles digestifs	1	36	10 600	3 200	Syndrome alvéolaire diffus	2	VRS
5	136	Polypnée, cyanose	2	78	18 700	12 150	Syndrome alvéolo-interstitiel diffus	1	CMV
6	129	Fièvre, polypnée	1	1	700	70	Syndrome alvéolaire bilatéral	4	-
7	165	Fièvre, polypnée, crépitants	1	1	9 000	2 100	Syndrome alvéolaire diffus	4	CMV

Tableau II : Présentation des cas de pneumocystose

24

Patient	Hospitalisation (j)	Ventilation mécanique (j)	Oxygéno-thérapie (j réa)	Oxygéno-thérapie (j totaux)	Antibiothérapie (TMP/SMZ) (j)	Cortico-thérapie (j)	déficit immunitaire	évolution
1	6	-	6	18	21	6	SCID	guérison
2	7	-	7	11	21	5	-	guérison
3	9	9	9	9	9	6	SCID	décès
4	37	29	37	90	29	20*	VIH	guérison
5	14	7	13	13	21	20	VIH	guérison
6	8	7	7	7	7	6	SCID	décès
7	21	21	21	21	21	30	SCID	décès

* Corticothérapie par cure de 300mg/m² de methylprednisolone intraveineux, 1 fois par jour pendant 3 jours consécutifs, 1 fois par mois.

TMP/SMZ: trimethoprime-sulfamethoxazole

Tableau III : Prise en charge des cas de pneumocystose

6- DISCUSSION

L'infection à *Pneumocystis Jiroveci* est rare chez le nourrisson et est fréquemment associée à un déficit immunitaire. La plupart des études concernent les adultes et la population séropositive pour le VIH, et il existe peu de données pédiatriques. La fragilité du terrain sous jacent nécessite un diagnostic rapide afin de débuter sans retard le traitement. L'objectif de cette étude rétrospective était donc de préciser la place du lavage broncho-alvéolaire dans le diagnostic de la pneumocystose chez le nourrisson sans antécédent hospitalisé pour détresse respiratoire aiguë. Nous avons ainsi pu montrer que parmi les 60 enfants de 80 à 240 jours de vie hospitalisés en réanimation d'août 2001 à janvier 2006 pour détresse respiratoire aiguë sans antécédent connu, le lavage broncho-alvéolaire effectué uniquement chez 11 enfants avait permis le diagnostic de pneumocystose chez tous les enfants (n=7) atteints de pneumocystose. Nous avons également dans ce travail examiné la présentation, le traitement et l'évolution de nos 7 patients atteints de pneumocystose pour les confronter aux données de la littérature.

De nombreuses techniques de prélèvements et de microbiologie permettent de mettre en évidence le *Pneumocystis*. Les recommandations européennes ou nord-américaines préconisent chez l'adulte et l'enfant la technique de PCR sur prélèvement des voies aériennes supérieures ou sur expectorations pour son dépistage ciblé. Une coloration et une PCR sur lavage broncho-alvéolaire sont recommandées en cas de négativité de ce prélèvement [98]. Les techniques microbiologiques de mise en évidence de *Pneumocystis Jiroveci* disponibles actuellement ont été étudiées essentiellement chez l'adulte, mais sont probablement extrapolable à l'enfant. Les techniques de détection du *pneumocystis jiroveci* les plus courantes sont encore aujourd'hui les colorations cytologiques, comme le May-Grunwald-Giemsa, mais surtout l'imprégnation argentique de Gomori-Grocott. Ce sont des méthodes simples et peu coûteuses.

26

La coloration de Gomori-Grocott reste la technique de référence étant donnée sa spécificité de 100% et sa valeur prédictive positive de 100% [65, 99]. Mais son intérêt est limité par une sensibilité relativement faible de 78 à 88% sur le lavage broncho-alvéolaire [65, 99] et surtout de 50% sur les prélèvements oro-pharyngés et les expectorations [100, 101]. En 1994, lors de l'examen de 202 prélèvements, Tiley montre que la sensibilité des colorations simples est significativement très inférieure à celle de l'immunofluorescence direct (54% versus 92%), notamment dans des situations où la quantité de germes est diminuée, comme les expectorations, et chez les patients sous chimioprophylaxie [101].

La détection par immunofluorescence direct, apparue à la fin des années 1980, a montré une sensibilité supérieure aux colorations simples, de 81 à 95% dans le lavage broncho-alvéolaire[63, 99, 102, 103] et de 92% dans les expectorations [101]. Parrot souligne une perte de sensibilité des tests d'immunofluorescence sur lavage broncho-alvéolaire chez les patients non infectés par le VIH. Leur sensibilité est de 95% chez les personnes séropositifs pour le VIH et de 85 à 90 % chez les patients séronégatifs pour le VIH [103]. La spécificité des techniques d'immunofluorescence direct est de 96 à 100% [99, 104].

La recherche du *Pneumocystis* par amplification d'acides nucléiques via des réactions de polymérase en chaîne (technique de PCR) a été mise au point en 1990 par Wakefield [105]. La PCR est une technique chère, complexe, et son utilisation en routine est aujourd'hui impossible. Il est donc important de pouvoir cibler le type de prélèvements et de patient pour qui cette technique est la plus intéressante. La sensibilité et la valeur prédictive négative de la PCR est de 100% dans le lavage broncho-alvéolaire [65, 102, 105, 106], mais surtout, elle est de 91 à 100% dans les expectorations et prélèvements pharyngés [104, 107]. Ribes a montré, en diluant progressivement les prélèvements infectés de 129 lavages broncho-pulmonaires que la PCR était capable de détecter de très faible quantité de *Pneumocystis* [65]. Leibovitz retrouvait lors de l'étude de 284 prélèvements un gain de sensibilité de la PCR en comparaison avec la technique de coloration de Gomori-Grocott, lors des prélèvements trachéaux, des expectorations simples, des expectorations induites, et chez les patients sous chimioprophylaxie par cotrimoxazole. Par contre, la PCR et les colorations argentiques avaient des résultats identiques sur les produits de lavages broncho-alvéolaires [108]. La sensibilité de la PCR est supérieure a celle de toute autre technique de détection du *Pneumocystis Jiroveci*, notamment dans les situations où l'inoculum fongique est faible, et en premier lieu lors de prélèvement des voies aériennes supérieures. Ce sont donc dans ces situations que la PCR est un apport majeur dans la recherche du *Pneumocystis*. Mais la PCR est une technique de plus faible spécificité, de 79 à 94% sur l'ensemble des techniques de prélèvements [65, 104, 106, 107]. Par ailleurs, se développent actuellement de nouveaux types de PCR, dont l'apport et la place restent à préciser dans l'arsenal diagnostique vis-à-vis de la pneumocystose. De nouvelles amorces de réplication sont régulièrement découvertes et comparées aux précédentes, afin d'optimiser son efficacité. La PCR quantitative, développée depuis 2001, permet de quantifier l'ADN obtenu en fin de réaction, et d'extrapoler la quantité d'ADN, et donc de *Pneumocystis*, présent dans le prélèvement initial. Elle pourrait permettre à terme de différencier les patients colonisés des patients infectés, et peut-être de fournir un élément pronostic sur l'évolution de chaque patient. La PCR nichée (nested PCR) permet de mieux cibler les brins d'ADN à amplifier, et donc d'améliorer sa sensibilité, mais surtout sa spécificité. La PCR en temps réel (real-time PCR) permet de quantifier en continu par fluorescence les brins d'ADN pendant leur réplication, et ainsi de raccourcir le temps de réalisation, et d'améliorer sa sensibilité, notamment pour les très faibles charges fongiques [109]. La PCR par essai (touch-down PCR) est réalisée à haute température pour permettre de favoriser la réplication de l'ADN le plus spécifique des amorces, et donc d'améliorer la sensibilité et la spécificité du test. En 2002, Larsen a développé une PCR quantitative en temps réel par essai (quantitative touch-down real-time PCR). Testée sur des prélèvements oro-

28

pharyngés, Larson conclut pouvoir utiliser cette technique rapide, très sensible et très spécifique, et pouvoir distinguer les patients colonisés et les patients infectés [110].

Les différentes techniques de prélèvements sont de deux types : les prélèvements « hauts » et le lavage broncho-alvéolaire. Les prélèvements hauts comprennent les expectorations simples, les expectorations induites par inhalation d'aérosol de sérum physiologique, les prélèvements naso-pharyngés, les lavages oro-pharyngés. Les aspirations trachéales des patients intubés, bien qu'habituellement considérées comme des prélèvements « centraux », sont à assimiler aux prélèvements hauts, étant donné leur sensibilité et spécificité comparable [108]. Ces sites de prélèvements sont faciles d'accès, mais ils présentent comme inconvénient majeur d'être pauvre en germes chez les patients infectés. Les recherches de pneumocystes y sont donc d'une plus faible sensibilité, notamment par les techniques de colorations, avec une sensibilité de 50 à 54% [100, 101]. La PCR, et dans une moindre mesure l'immunofluorescence directe, gardent une sensibilité respectivement de 91 à 100% [104, 107] et de 92% [101]. Chez l'enfant, ces difficultés sont encore accrues car les prélèvements naso-pharyngés sont particulièrement peu contributifs [88], et les expectorations, même induites, sont excessivement difficiles à obtenir. Les prélèvements gastriques ne permettent pas de mettre en évidence le *Pneumocystis* au sein des secrétions bronchiques dégluties.

Malgré les recommandations chez l'adulte, le lavage broncho-alvéolaire garde encore une place prépondérante pour la recherche du *Pneumocystis jiroveci* en pédiatrie. Son intérêt est un important gain en terme de charge fongique au sein du prélèvement, et donc une amélioration importante de la sensibilité des tests diagnostiques [108]. Le lavage broncho-alvéolaire est donc particulièrement utile dans les situations de faible inoculum :

- chez l'enfant [88].

- chez les patients séronégatifs pour le VIH [86]. Or et nos jours, et particulièrement en pédiatrie, plus de 50% des patients présentant une pneumocystose ont un déficit immunitaire non lié au VIH [26].
- chez les patients sous chimioprophylaxie anti-pneumocystis [111], situation devenue habituelle chez les patients traités par immunosuppresseurs ou corticothérapie prolongée, et parmi les porteurs d'un déficit immunitaire connu.

Le lavage broncho-alvéolaire permet également d'apporter d'autres éléments important dans la démarche diagnostique: aspect macroscopique, cellularité, formule leucocytaire, études microbiologiques élargies, recherche d'inclusions lipidiques, explorations de différents marqueurs spécifiques, analyse du surfactant… Il permet également la recherche de co-infections non accessible par d'autres prélèvements. Le cytomégalovirus est fréquemment rapporté dans la littérature en association avec le *Pneumocystis*, notamment chez les patients infectés par le VIH [87]. Or, le traitement de la pneumopathie à CMV est un élément essentiel de la guérison. Bien que le lavage broncho-alvéolaire soit un élément majeur dans la prise en charge diagnostique, il est important de garder à l'esprit que c'est un examen invasif, désagréable sinon douloureux pour le patient, impliquant notamment chez l'enfant une sédation, nécessitant un plateau technique spécifique et un personnel formé à la fibroscopie bronchique. Des complications sont rapportées dans 13 à 17% des cas, secondaire à la sédation ou au geste lui-même [112]. Mais elles sont rares en dehors des situations de thrombopénie [113]. La fibroscopie bronchique, et plus particulièrement le lavage broncho-alvéolaire, peuvent provoquer des décompensations respiratoires, pouvant nécessiter une intubation trachéale, par bronchospasme, obstruction des voies aériennes par le fibroscope, et apnée induite par la sédation.

Dans notre série, les suspicions de pneumocystose ont toutes été confirmées par coloration de Gomori-Grocott sur lavage broncho-alvéolaire. Pour 1 enfant, une PCR a été réalisée sur aspiration trachéale, secondairement confirmée sur un lavage broncho-alvéolaire. Parmi les 60 patients étudiés, présentant une détresse respiratoire aiguë sans pathologie sous-jacente connue, 10 lavages broncho-alvéolaires sont réalisés à la recherche notamment d'une pneumocystose (le 11ème LBA étant réalisé pour confirmer une infection respiratoire nosocomiale devant une ré-aggravation secondaire). La pneumocystose a été systématiquement évoquée et dépistée devant un tableau de détresse respiratoire aiguë sévère, associée à un syndrome interstitiel et/ou alvéolaire bilatéral diffus sans orientation diagnostique et microbiologique. Cette indication a permis de diagnostiquer 100% des pneumocystoses, tout en ciblant les patients puisque seul 16,6% (10/60) des patients ont subi un lavage broncho-alvéolaire à la recherche du *Pneumocystis*. 70% (7/10) des enfants ayant eu un LBA dans cette indication avaient une pneumocystose, alors qu'ils ne représentaient que 11,5% (7/60) des patients. Cette indication semble donc satisfaisante, permettant de diagnostiquer tous les cas de pneumocystose, mais en limitant fortement le nombre d'enfants subissant des lavages broncho-alvéolaires. La PCR réalisée a permis de conforter la suspicion de pneumocystose, mais un lavage broncho-alvéolaire a été nécessaire pour confirmer le diagnostique, et rechercher une co-infection.

Chez l'enfant suspect de pneumocystose, la méthode diagnostique de choix est l'imprégnation argentique de Gomori-Grocott sur lavage broncho-alvéolaire, étant donnée sa forte spécificité, sa sensibilité acceptable, et la nécessitée de rechercher d'éventuelles co-infections. La PCR est intéressante dans les situations de faible charge fongique, en gardant à l'esprit son défaut de spécificité, et l'existence de faux positifs. Etant donné son coût et sa difficulté de réalisation, nous proposons de réserver son utilisation pour rechercher le *Pneumocystis* sur les prélèvements « hauts », lorsque la fibroscopie bronchique est irréalisable, en cas d'impossibilité technique, ou de patient trop instable. Les prélèvements hauts que nous recommandons à la vue des données de la littérature sont l'expectoration induite pour les patients en ventilation spontanée, et l'aspiration trachéale pour les patients sous ventilation artificielle. La PCR n'a pas d'intérêt en routine sur le lavage broncho-alvéolaire, mais peut-être proposée en cas de forte suspicion de pneumocystose et de colorations négatives. Elle peut également être proposée pour les patients sous chimioprophylaxie anti-pneumocystis (situation exceptionnelle chez le nourrisson), en cas de coloration négative. Dans ces deux situations, le traitement d'épreuve est une bonne alternative si le laboratoire ne dispose pas des techniques de PCR. La place des nouvelles techniques de PCR est encore à évaluer, bien qu'actuellement leur coût et leur complexité les réservent aux seules études. L'immunofluorescence directe est une technique intermédiaire en termes de sensibilité, de spécificité, de complexité, et de coût. Il est difficile de conclure de manière claire devant un résultat d'immunofluorescence, car il existe un certain nombre de faux positifs, et de faux négatifs. A l'époque où la PCR n'existait pas ou n'était pas suffisamment fiable, son intérêt était certain, pouvant gagner en sensibilité par rapport aux colorations. Aujourd'hui, son intérêt est limité. Elle reste intéressante lorsque la PCR n'est pas accessible. Nous proposons donc l'arbre diagnostique suivant pour la recherche de pneumocystose chez l'enfant (Cf. figure 3).

Dans notre série, la prévalence de la pneumocystose parmi les nourrissons admis pour détresse respiratoire aiguë sans pathologie sous-jacente connue était de 7 cas sur 60 (11,6%). Cette prévalence est difficilement interprétable étant donné le faible effectif et le caractère rétrospectif de notre étude, mais elle est tout de même à comparer avec la prévalence de 2,5% de pneumocystose parmi les enfants séropositifs pour le VIH en Amérique du Nord [82]. Au sein de cette population très ciblée de détresse respiratoire aiguë du nourrisson, le Pneumocystis semble particulièrement fréquente.

La pneumocystose est favorisée par la prématurité, « historiquement » décrite en 1952 chez des enfants dénutris et prématurés. La présentation clinique associe classiquement la triade FIEVRE-TOUX-DYSPNEE. Les signes cliniques les plus fréquents sont la fièvre (80 à 90% des cas), la toux (70 à 81%), la dyspnée (65 à 68%), la présence de crépitants (30 à 34%), la douleur thoracique (23 à 24%), les expectorations (21 à 23%). La cyanose n'est pas décrite. La symptomatologie est majorée et d'installation plus aiguë chez les patients séronégatifs pour le VIH, et la toux est plus fréquente chez les patients infectés par le VIH [85, 114]. Les manifestations extra-pulmonaires de la pneumocystose sont présentes exclusivement chez les patients séropositifs pour le VIH [60], dans 2,5% des cas chez l'adulte [115]et exceptionnellement chez les enfants [116, 117]. La radiographie thoracique montre un syndrome alvéolo-interstitiel bilatéral et diffus dans 85 à 94% des cas [85, 114]. Elle est normale dans 10% des cas [62]. Le scanner thoracique montre un aspect en verre dépoli bilatéral et diffus [118].

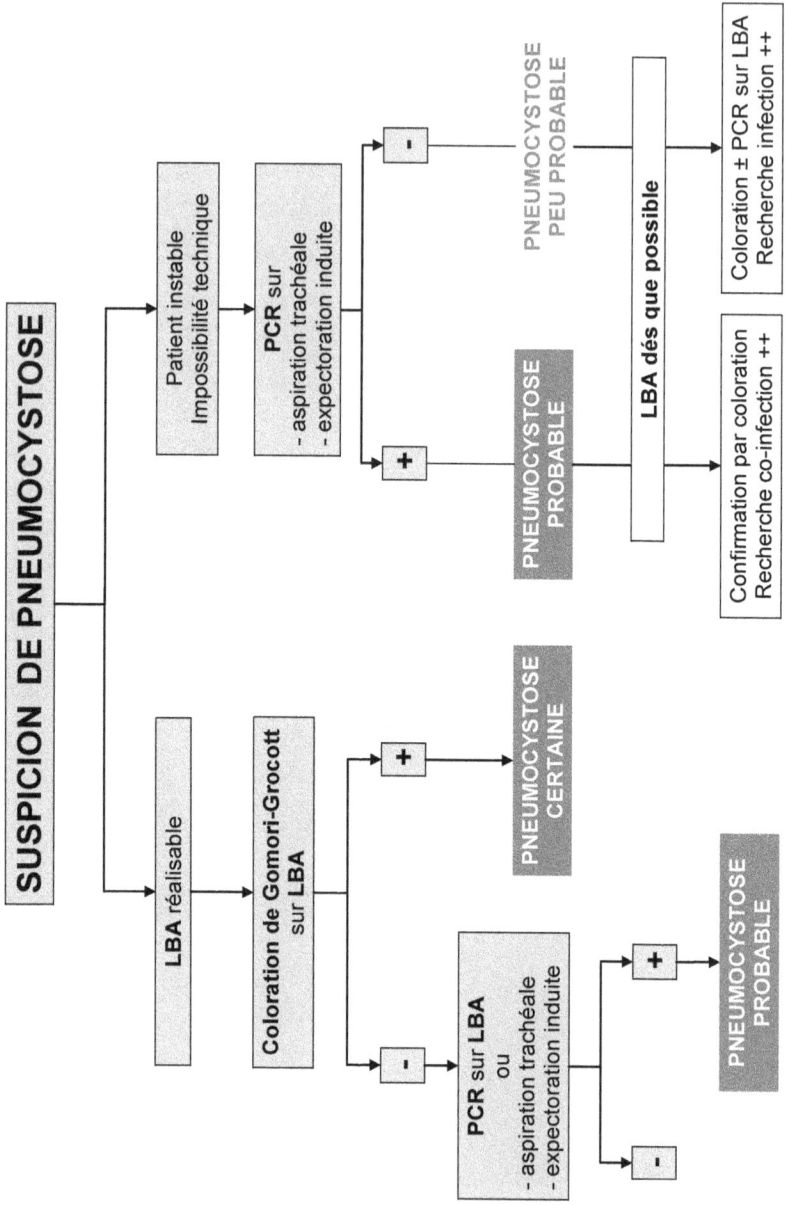

SUSPICION DE PNEUMOCYSTOSE

LBA réalisable

Coloration de Gomori-Grocott sur LBA

+ → **PNEUMOCYSTOSE CERTAINE**

- → **PCR sur LBA** ou
  - aspiration trachéale
  - expectoration induite

  + → **PNEUMOCYSTOSE PROBABLE**

  -

Patient instable Impossibilité technique

PCR sur
- aspiration trachéale
- expectoration induite

+ → **PNEUMOCYSTOSE PROBABLE**

- → **PNEUMOCYSTOSE PEU PROBABLE**

LBA dés que possible

Confirmation par coloration Recherche co-infection ++

Coloration ± PCR sur LBA Recherche infection ++

Figure 3 : algorithme diagnostique de la pneumocystose

34

Dans notre étude, la présentation des enfants atteints de pneumocystose était relativement homogène. Aucun n'était né prématurément. Les signes cliniques les plus fréquemment rencontrés étaient la polypnée (100% des patients), puis la fièvre (57%), la toux (57%) le plus souvent sèche, la cyanose (57%), la présence de crépitants à l'auscultation (28%). Des signes extra-respiratoires étaient présents pour 2 enfants (28% des patients), dont l'un se révélera séronégatif pour le VIH. Aucun patient ne présentait de syndrome inflammatoire à l'arrivée, et un décalage de la CRP s'observait durant l'hospitalisation pour 3 patients, tous porteurs d'une co-infection (2 à CMV et 1 à VRS). Seul 1 patient, parmi ceux porteurs d'une co-infection, n'a pas eu de syndrome inflammatoire. Les images radiologiques étaient toutes bilatérales et diffuses, montrant un syndrome alvéolaire (43% des patients), un syndrome interstitiel (28%), et l'association de syndrome alvéolaire et interstitiel (28%). Les scanners thoraciques réalisés montraient tous des images en verre dépoli, bilatérales et diffuses (100%). Une prématurité n'a été retrouvée pour aucun cas de pneumocystose au sein de notre étude, alors qu'ils représentaient 33% des 60 enfants hospitalisés pour détresse respiratoire néonatale sans antécédent. Les nourrissons ayant une pneumocystose avaient une symptomatologie plus fruste et plus variée que la présentation habituelle. La fièvre et la toux étaient moins souvent présentes, et la dyspnée était le seul signe systématiquement retrouvé. La cyanose était un signe retrouvé fréquemment dans notre série de nourrissons. Les signes extra-pulmonaires étaient présents plus fréquemment chez le nourrisson, et ne se limitaient pas aux enfants séropositifs pour le VIH. La présentation biologique et radiologique était comparable à la littérature.

Une co-infection est fréquente, en premier lieu par le CMV, jusque dans 60% des cas de pneumocystoses [87], donnant des formes plus sévères, évoluant plus fréquemment vers la fibrose pulmonaire [93]. Dans notre série, 4 enfants (57%) présentaient une co-infection, 3 à CMV, et 1 à VRS. Nous avons constaté un décalage secondaire de la CRP pour 75% des enfants co-infectés, mais pour aucun des 3 enfants sans co-infection. Un décalage secondaire de la CRP est donc significativement plus fréquent chez les patients présentant une co-infection. L'enfant présentant une co-infection à VRS a évolué vers une fibrose pulmonaire par la suite. Nous retrouvons donc une fréquence de co-infection comparable aux données habituelles, en fréquence et en type des germes. Une élévation secondaire des marqueurs inflammatoires doit nous inciter à rechercher une co-infection. Bien que le CMV soit connu pour évoluer vers la fibrose pulmonaire, le VRS en est aussi pourvoyeur.

La prise en charge thérapeutique des patients porteurs d'une pneumocystose nécessite des soins intensifs prolongés. Différentes études pédiatriques rapportent un recours à une ventilation artificielle pour 50 à 100% des enfants, pour une durée moyenne de 13 à 15 jours. Un recours à la ventilation artificielle est plus fréquent pour les enfants atteints d'un déficit immunitaire non lié au VIH [119]. Les recommandations standard de traitement de la pneumocystose propose une antibiothérapie par cotrimoxazole pendant 21 jours pour les patients séropositifs pour le VIH [98]. Pour les patients séronégatifs, une antibiothérapie de 14 jours semble suffisante [120]. La corticothérapie a prouvé son efficacité comme thérapie adjuvante dans les pneumocystoses modérées et sévères, en cas d'hypoxie ($PaO2 < 70mmHg$) de l'enfant séropositif pour le VIH. Par la suite, différentes études ont utilisé des schémas thérapeutiques différents, et il n'existe pas de posologie ou de durée de traitement recommandées. Les schémas les plus courants utilisent 1 à 2 mg/kg/j d'équivalent prednisone, à débuter dans les 72 premières heures de l'antibiothérapie, à dose progressivement décroissante, sur 2 à 3 semaines [98]. Aucune recommandation ne préconise l'isolement des patients porteurs du *Pneumocystis*, bien que la transmission interhumaine soit possible [40].

Dans notre étude, 71% des enfants (5/7) ont nécessité une ventilation mécanique, avec une durée médiane de 7 jours pour l'ensemble des patients. Mais les 2 patients intubés ayant guéris ont nécessité respectivement 7 et 27 jours d'assistance ventilatoire. 100% des nourrissons (7/7) ont nécessité une oxygénothérapie, pour une durée totale médiane de 13 jours pour l'ensemble des patients, et de 15,5 jours pour les patients survivants. L'antibiothérapie utilisée a été le cotrimoxazole, associant sulfamétoxazole (SMX) et trimethoprime (TMP), pour une durée de 21 jours. 1 enfant à la symptomatologie particulièrement sévère a poursuivi son antibiothérapie pendant 29 jours. Dans notre série, 3 patients ont bénéficié d'une corticothérapie complète, 2 patients sont décédés, et 2 patients ont reçu un traitement court de 5 et 6 jours. 1 patient, porteur d'une co-infection à VRS, a présenté une re-aggravation secondaire, avec récidive du syndrome interstitiel diffus. Pour ce patient, la corticothérapie habituelle de 21 jours a été relayée par des bolus de methylprednisone de 300mg/m^2/j pendant 3 jours consécutifs, 1 fois par mois pour prendre en charge une évolution défavorable vers la fibrose pulmonaire. Aucun effet secondaire du traitement n'est relevé. L'antibiothérapie et la corticothérapie administrées correspondent aux recommandations standard de traitement de la pneumocystose, bien que 2 des survivants, n'étant pas infectés par le VIH, auraient pu arrêter leur antibiothérapie au 14ème jour. Par ailleurs, les patients n'ont pas été placés en isolement respiratoire ou septique.

La mortalité des patients présentant une pneumocystose est plus importante dans le cadre des déficits immunitaires non liés au VIH, de 20 à 30 % chez les patients séropositifs pour le VIH, et de 30 à 50% chez les patients séronégatifs pour le VIH [82].

La mortalité globale au sein de notre effectif a été de 43% (3/7). La mortalité a été de 75% (3/4) parmi les enfants porteurs de SCID, et de 0% parmi les enfants séropositifs pour le VIH. 100% des enfants décédés étaient porteurs d'un SCID. Parmi les 60 enfants admis en réanimation pour détresse respiratoire aiguë, 60% (3/5) sont décédés d'une pneumocystose. La mortalité de la pneumocystose est difficile à comparer d'une étude à l'autre, car les populations sont souvent de faibles effectifs. Les résultats de notre étude sont sensiblement différents, avec une forte surmortalité des patients porteurs d'un SCID. Mais la mortalité globale est sensiblement comparable aux données de la littérature. Par ailleurs, il paraît important de souligner que la pneumocystose est responsable de la grande majorité des décès parmi les détresses respiratoires du nourrisson sans antécédent.

Depuis le milieu des années 1990, les cas de pneumocystose sont plus fréquents dans le cadre des immunodépressions non liées au VIH, notamment les déficits immunitaires congénitaux et les traitements immunosuppresseurs [26]. La pneumocystose est le mode de révélation d'environ 20% des déficits immunitaires congénitaux de l'enfant, notamment le SCID [84]. Elle est responsable d'un tiers des classifications en stade SIDA de l'enfant, jusqu'à 50% avant l'âge d'un an [91, 92].

Dans notre étude, Les bilans immunitaires ont montré un profond déficit en lymphocyte CD4+, dont le taux médian était de 17/mm3. Seul 1 enfant avait un taux de lymphocytes CD4+ supérieur à 500/mm3. Parmi les 7 cas de pneumocystose, nous avons diagnostiqué 4 SCID (57% des pneumocystoses, 66% des déficits immunitaires), et 2 infections par le VIH (28% des pneumocystoses, 33% des déficits immunitaires). Aucun trouble immunitaire n'a pu être mis en évidence pour un patient (14% des pneumocystoses), malgré des explorations exhaustives. Par ailleurs, la séropositivité pour le VIH d'une mère a été découverte à l'occasion de la pneumocystose de son enfant. Etant donné notre recrutement de patients sans antécédent, il est naturel qu'aucun cas de pneumocystose n'ait été lié à une immunothérapie, une chimiothérapie, une corticothérapie prolongée ou encore à une greffe de moelle osseuse. De même, tumeurs solides et hémopathies malignes se présentent initialement rarement par une détresse respiratoire isolée ou par une pneumocystose. Si la prépondérance de déficits immunitaires innés dans notre série est conforme aux données de la littérature, nous pouvons souligner qu'ils sont exclusivement représentés par le SCID. Par ailleurs, aucune pathologie immunitaire n'est diagnostiquée pour un enfant, les patients immunocompétents représentent donc 14% des cas de pneumocystose de notre série, proportion plus importante que celle retrouvée habituellement. Le rôle central de l'immunité cellulaire est bien montré par l'existence d'un profond déficit en lymphocyte CD4+ dont le taux médian est de 17/mm3. Seul l'enfant indemne de pathologie immunitaire a un taux de lymphocytes CD4+ supérieur à 500/mm3. Etant donnée la fréquence de la pneumocystose chez les patients immunodéprimés, la prévention des infections opportunistes se définie en premier lieu par une prévention adéquate de la pneumocystose. La chimioprophylaxie par cotrimoxazole est donc un élément majeur de leur prise en charge.

7- <u>CONCLUSION</u>

La fréquence de la pneumocystose parmi les nourrissons sans antécédent présentant une décompensation respiratoire aiguë est élevée (11,6%). La mortalité est très importante (43%), et la pneumocystose représente la cause principale de décès de cette population (60%)

La recherche du *Pneumocystis Jiroveci* est nécessaire via un lavage broncho-alvéolaire lors d'une détresse respiratoire aiguë du nourrisson, sans orientation étiologique ou microbiologique, présentant un syndrome interstitiel et/ou alvéolaire bilatéral et diffus. Un dépistage, de réalisation plus simple, est possible par PCR sur prélèvement haut, mais le lavage broncho-alvéolaire reste, lorsqu'il est réalisable, préférable pour confirmer ou infirmer une pneumocystose, ainsi que pour la recherche d'une co-infection.

La présentation clinique de la pneumocystose du nourrisson est plus frustre et plus variée que chez l'adulte. La cyanose et les signes extra-respiratoires sont fréquents, et l'ascension des marqueurs inflammatoires lors d'une pneumocystose doit faire rechercher une co-infection.

La pneumocystose est dans la grande majorité des cas révélatrice d'un déficit immunitaire, et en premier lieu d'un syndrome d'immunodépression combiné sévère (SCID), mais peut également se déclarer chez le patient immunocompétent.

8- BIBLIOGRAPHIE

1. Chagas, C., *Nova tripanomiaze humana. Estudos sobre o morfolojia e o ciclo evolutivo do Schizotrypanum cruzi n., n. sp., ajente etiolojico de nova entidade morbida do homen.* Mem Inst Oswaldo Cruz, 1909. **1**: p. 159-218.

2. Carinii, A., *Formas de eschizogonia de Tripanosoma lewisii.* Arch Soc Med Ci Sao Paulo, 1910: p. 204.

3. Delanoe, P. and M. Delanoe, *Sur les rapports des kystes de Carinii du poumon de rat avec le Trypanosoma lewisi.* C R Acad Sci (Paris), 1912. **155**: p. 168-170.

4. Vanek, J. and O. Jirovec, *[Parasitic pneumonia. Interstitial plasma cell pneumonia of premature, caused by pneumocystis Carinii.].* Zentralbl Bakteriol Parasitenkd Infektionskr Hyg, 1952. **158**(1-2): p. 120-7.

5. Kovacs, J.A., et al., *Prospective evaluation of a monoclonal antibody in diagnosis of Pneumocystis carinii pneumonia.* Lancet, 1986. **2**(8497): p. 1-3.

6. Kovacs, J.A., et al., *Identification of antigens and antibodies specific for Pneumocystis carinii.* J Immunol, 1988. **140**(6): p. 2023-31.

7. Kovacs, J.A., et al., *Monoclonal antibodies to Pneumocystis carinii: identification of specific antigens and characterization of antigenic differences between rat and human isolates.* J Infect Dis, 1989. **159**(1): p. 60-70.

8. Edman, J.C., et al., *Ribosomal RNA sequence shows Pneumocystis carinii to be a member of the fungi.* Nature, 1988. **334**(6182): p. 519-22.

9. Hughes, W.T. and F. Gigliotti, *Nomenclature for Pneumocystis carinii.* J Infect Dis, 1988. **157**(3): p. 432-3.

10. Wakefield, A.E., et al., *Cloning of DNA from Pneumocystis carinii.* J Infect Dis, 1988. **158**(4): p. 859-62.

11. Hughes, W.T., *Pneumocystis carinii: taxing taxonomy.* Eur J Epidemiol, 1989. **5**(3): p. 265-9.

12. Stringer, S.L., et al., *Pneumocystis carinii: sequence from ribosomal RNA implies a close relationship with fungi.* Exp Parasitol, 1989. **68**(4): p. 450-61.

13. Stringer, J.R., et al., *Pneumocystis taxonomy and nomenclature: an update.* J Eukaryot Microbiol, 1997. **44**(6): p. 5S-6S.

14. Cushion, M.T., *Taxonomy, genetic organization, and life cycle of Pneumocystis carinii.* Semin Respir Infect, 1998. **13**(4): p. 304-12.

15. Durand-Joly, I., et al., *Ultrastructural and molecular characterization of Pneumocystis carinii isolated from a rhesus monkey (Macaca mulatta).* Med Mycol, 2000. **38**(1): p. 61-72.

16. Stringer, J.R., et al., *A new name (Pneumocystis jiroveci) for Pneumocystis from humans.* Emerg Infect Dis, 2002. **8**(9): p. 891-6.

17. Redhead, S.A., et al., *Pneumocystis and Trypanosoma cruzi: nomenclature and typifications.* J Eukaryot Microbiol, 2006. **53**(1): p. 2-11.

18. Yoshida, Y., *Ultrastructural studies of Pneumocystis carinii.* J Protozool, 1989. **36**(1): p. 53-60.

19. Cushion, M.T., et al., *Terminology for the life cycle of Pneumocystis carinii.* Infect Immun, 1997. **65**(10): p. 4365; author reply 4366.

20. Walzer, P.D., et al., *Pneumocystis carinii pneumonia in the United States. Epidemiologic, diagnostic, and clinical features.* Ann Intern Med, 1974. **80**(1): p. 83-93.

21. Masur, H., et al., *An outbreak of community-acquired Pneumocystis carinii pneumonia: initial manifestation of cellular immune dysfunction.* N Engl J Med, 1981. **305**(24): p. 1431-8.

22. Hughes, W.T., *Pneumocystis carinii pneumonitis.* Chest, 1984. **85**(6): p. 810-3.

23. Hay, J.W., D.H. Osmond, and M.A. Jacobson, *Projecting the medical costs of AIDS and ARC in the United States.* J Acquir Immune Defic Syndr, 1988. **1**(5): p. 466-85.

24. Roux, P., et al., *Pneumocystis and pneumocystosis in Europe at the end of the 20th century.* FEMS Immunol Med Microbiol, 1998. **22**(1-2): p. 87-91.

25. Kaplan, J.E., et al., *Epidemiology of human immunodeficiency virus-associated opportunistic infections in the United States in the era of highly active antiretroviral therapy.* Clin Infect Dis, 2000. **30 Suppl 1**: p. S5-14.

26. Kovacs, J.A., et al., *New insights into transmission, diagnosis, and drug treatment of Pneumocystis carinii pneumonia.* Jama, 2001. **286**(19): p. 2450-60.

27. Fisk, D.T., S. Meshnick, and P.H. Kazanjian, *Pneumocystis carinii pneumonia in patients in the developing world who have acquired immunodeficiency syndrome.* Clin Infect Dis, 2003. **36**(1): p. 70-8.

28. Hughes, W.T., *Current issues in the epidemiology, transmission, and reactivation of Pneumocystis carinii.* Semin Respir Infect, 1998. **13**(4): p. 283-8.

29. Smulian, A.G., et al., *Geographic variation in the humoral response to Pneumocystis carinii.* J Infect Dis, 1993. **167**(5): p. 1243-7.

30. Morris, A., C.B. Beard, and L. Huang, *Update on the epidemiology and transmission of Pneumocystis carinii.* Microbes Infect, 2002. **4**(1): p. 95-103.

31. Gigliotti, F., et al., *Pneumocystis carinii is not universally transmissible between mammalian species.* Infect Immun, 1993. **61**(7): p. 2886-90.

32. Bartlett, M.S., et al., *Pneumocystis carinii detected in air.* J Eukaryot Microbiol, 1994. **41**(5): p. 75S.

33. Casanova-Cardiel, L. and M.J. Leibowitz, *Presence of Pneumocystis carinii DNA in pond water.* J Eukaryot Microbiol, 1997. **44**(6): p. 28S.

34. Olsson, M., et al., *Identification of Pneumocystis carinii f. sp. hominis gene sequences in filtered air in hospital environments.* J Clin Microbiol, 1998. **36**(6): p. 1737-40.

35. Nevez, G., et al., *Pneumocystosis versus pulmonary Pneumocystis carinii colonization in HIV-negative and HIV-positive patients.* Aids, 1999. **13**(4): p. 535-6.

36. Wakefield, A.E., et al., *Infection with Pneumocystis carinii is prevalent in healthy Gambian children.* Trans R Soc Trop Med Hyg, 1990. **84**(6): p. 800-2.

37. Vargas, S.L., et al., *Search for primary infection by Pneumocystis carinii in a cohort of normal, healthy infants.* Clin Infect Dis, 2001. **32**(6): p. 855-61.

38. Walzer, P.D., et al., *Nude mouse: a new experimental model for Pneumocystis carinii infection.* Science, 1977. **197**(4299): p. 177-9.

39. Chave, J.P., et al., *Transmission of Pneumocystis carinii from AIDS patients to other immunosuppressed patients: a cluster of Pneumocystis carinii pneumonia in renal transplant recipients.* Aids, 1991. **5**(8): p. 927-32.

40. Helweg-Larsen, J., et al., *Clusters of Pneumocystis carinii pneumonia: analysis of person-to-person transmission by genotyping.* Qjm, 1998. **91**(12): p. 813-20.

41. Keely, S.P., et al., *Genetic variation among Pneumocystis carinii hominis isolates in recurrent pneumocystosis.* J Infect Dis, 1995. **172**(2): p. 595-8.

42. Latouche, S., et al., *Usefulness of molecular biology for Pneumocystis carinii hominis pneumonia epidemiology.* J Eukaryot Microbiol, 1996. **43**(5): p. 56S-57S.

43. Chen, W., F. Gigliotti, and A.G. Harmsen, *Latency is not an inevitable outcome of infection with Pneumocystis carinii.* Infect Immun, 1993. **61**(12): p. 5406-9.

44. O'Donnell, W.J., et al., *Clearance of Pneumocystis carinii cysts in acute P carinii pneumonia: assessment by serial sputum induction.* Chest, 1998. **114**(5): p. 1264-8.

45. Hughes, W.T., et al., *Intensity of immunosuppressive therapy and the incidence of Pneumocystis carinii pneumonitis.* Cancer, 1975. **36**(6): p. 2004-9.

46. Meyers, J.D., et al., *The value of Pneumocystis carinii antibody and antigen detection for diagnosis of Pneumocystis carinii pneumonia after marrow transplantation.* Am Rev Respir Dis, 1979. **120**(6): p. 1283-7.

47. Limper, A.H., J.S. Hoyte, and J.E. Standing, *The role of alveolar macrophages in Pneumocystis carinii degradation and clearance from the lung.* J Clin Invest, 1997. **99**(9): p. 2110-7.

48. Chen, W., E.A. Havell, and A.G. Harmsen, *Importance of endogenous tumor necrosis factor alpha and gamma interferon in host resistance against Pneumocystis carinii infection.* Infect Immun, 1992. **60**(4): p. 1279-84.

49. Limper, A.H., *Tumor necrosis factor alpha-mediated host defense against Pneumocystis carinii.* Am J Respir Cell Mol Biol, 1997. **16**(2): p. 110-1.

50. Chen, W., et al., *Interleukin 1: an important mediator of host resistance against Pneumocystis carinii.* J Exp Med, 1992. **176**(3): p. 713-8.

51. Walzer, P.D., *Pneumocystis carinii: recent advances in basic biology and their clinical application.* Aids, 1993. **7**(10): p. 1293-305.

52. Harmsen, A.G. and M. Stankiewicz, *Requirement for CD4+ cells in resistance to Pneumocystis carinii pneumonia in mice.* J Exp Med, 1990. **172**(3): p. 937-45.

53. Sepkowitz, K.A., et al., *Pneumocystis carinii pneumonia among patients without AIDS at a cancer hospital.* Jama, 1992. **267**(6): p. 832-7.

54. Sepkowitz, K.A., *Pneumocystis carinii pneumonia among patients with neoplastic disease.* Semin Respir Infect, 1992. **7**(2): p. 114-21.

55. Slivka, A., et al., *Pneumocystis carinii pneumonia during steroid taper in patients with primary brain tumors.* Am J Med, 1993. **94**(2): p. 216-9.

56. Arend, S.M., F.P. Kroon, and J.W. van't Wout, *Pneumocystis carinii pneumonia in patients without AIDS, 1980 through 1993. An analysis of 78 cases.* Arch Intern Med, 1995. **155**(22): p. 2436-41.

57. Yale, S.H. and A.H. Limper, *Pneumocystis carinii pneumonia in patients without acquired immunodeficiency syndrome: associated illness and prior corticosteroid therapy.* Mayo Clin Proc, 1996. **71**(1): p. 5-13.

58. Stansell, J.D., et al., *Predictors of Pneumocystis carinii pneumonia in HIV-infected persons. Pulmonary Complications of HIV Infection Study Group.* Am J Respir Crit Care Med, 1997. **155**(1): p. 60-6.

59. Vargas, S.L., et al., *Association of primary Pneumocystis carinii infection and sudden infant death syndrome.* Clin Infect Dis, 1999. **29**(6): p. 1489-93.

60. Telzak, E.E., et al., *Extrapulmonary Pneumocystis carinii infections.* Rev Infect Dis, 1990. **12**(3): p. 380-6.

61. Mayaud, C., et al., *[Bronchopulmonary infections in patients with ARC or AIDS with normal pulmonary radiography. Diagnostic value of bronchiolo-alveolar lavage and transtracheal puncture].* Presse Med, 1986. **15**(24): p. 1160.

62. Opravil, M., et al., *Shortcomings of chest radiography in detecting Pneumocystis carinii pneumonia.* J Acquir Immune Defic Syndr, 1994. **7**(1): p. 39-45.

63. Gill, V.J., et al., *Detection of Pneumocystis carinii by fluorescent-antibody stain using a combination of three monoclonal antibodies.* J Clin Microbiol, 1987. **25**(10): p. 1837-40.

64. Wakefield, A.E., et al., *Amplification of mitochondrial ribosomal RNA sequences from Pneumocystis carinii DNA of rat and human origin.* Mol Biochem Parasitol, 1990. **43**(1): p. 69-76.

65. Ribes, J.A., et al., *PCR detection of Pneumocystis carinii in bronchoalveolar lavage specimens: analysis of sensitivity and specificity.* J Clin Microbiol, 1997. **35**(4): p. 830-5.

66. Huang, S.N., et al., *Development of a PCR assay for diagnosis of Pneumocystis carinii pneumonia based on amplification of the multicopy major surface glycoprotein gene family.* Diagn Microbiol Infect Dis, 1999. **35**(1): p. 27-32.

67. Wakefield, A.E., et al., *Oropharyngeal samples for detection of Pneumocystis carinii by DNA amplification.* Q J Med, 1993. **86**(6): p. 401-6.

68. Richards, C.G., A.E. Wakefield, and C.D. Mitchell, *Detection of pneumocystis DNA in nasopharyngeal aspirates of leukaemic infants with pneumonia.* Arch Dis Child, 1994. **71**(3): p. 254-5.

69. Olsson, M., et al., *A rapid and simple nested PCR assay for the detection of Pneumocystis carinii in sputum samples.* Scand J Infect Dis, 1996. **28**(6): p. 597-600.

70. Helweg-Larsen, J., et al., *Diagnostic use of PCR for detection of Pneumocystis carinii in oral wash samples.* J Clin Microbiol, 1998. **36**(7): p. 2068-72.

71. Hughes, W.T., et al., *Comparison of pentamidine isethionate and trimethoprim-sulfamethoxazole in the treatment of Pneumocystis carinii pneumonia.* J Pediatr, 1978. **92**(2): p. 285-91.

72. Wharton, J.M., et al., *Trimethoprim-sulfamethoxazole or pentamidine for Pneumocystis carinii pneumonia in the acquired immunodeficiency syndrome. A prospective randomized trial.* Ann Intern Med, 1986. **105**(1): p. 37-44.

73. Gagnon, S., et al., *Corticosteroids as adjunctive therapy for severe Pneumocystis carinii pneumonia in the acquired immunodeficiency syndrome. A double-blind, placebo-controlled trial.* N Engl J Med, 1990. **323**(21): p. 1444-50.

74. Gallant, J.E., R.E. Chaisson, and R.D. Moore, *The effect of adjunctive corticosteroids for the treatment of Pneumocystis carinii pneumonia on mortality and subsequent complications.* Chest, 1998. **114**(5): p. 1258-63.

75. Bye, M.R., A.M. Cairns-Bazarian, and J.M. Ewig, *Markedly reduced mortality associated with corticosteroid therapy of Pneumocystis carinii pneumonia in children with acquired immunodeficiency syndrome.* Arch Pediatr Adolesc Med, 1994. **148**(6): p. 638-41.

76. McLaughlin, G.E., et al., *Effect of corticosteroids on survival of children with acquired immunodeficiency syndrome and Pneumocystis carinii-related respiratory failure.* J Pediatr, 1995. **126**(5 Pt 1): p. 821-4.

77. Sleasman, J.W., et al., *Corticosteroids improve survival of children with AIDS and Pneumocystis carinii pneumonia.* Am J Dis Child, 1993. **147**(1): p. 30-4.

78. Kaplan, J.E., H. Masur, and K.K. Holmes, *Guidelines for preventing opportunistic infections among HIV-infected persons--2002. Recommendations of the U.S. Public Health Service and the Infectious Diseases Society of America.* MMWR Recomm Rep, 2002. **51**(RR-8): p. 1-52.

79.   Sepkowitz, K.A., *Pneumocystis carinii pneumonia without acquired immunodeficiency syndrome: who should receive prophylaxis?* Mayo Clin Proc, 1996. **71**(1): p. 102-3.

80.   Fischl, M.A., G.M. Dickinson, and L. La Voie, *Safety and efficacy of sulfamethoxazole and trimethoprim chemoprophylaxis for Pneumocystis carinii pneumonia in AIDS.* Jama, 1988. **259**(8): p. 1185-9.

81.   Stein, C.R., et al., *Sulfa use, dihydropteroate synthase mutations, and Pneumocystis jirovecii pneumonia.* Emerg Infect Dis, 2004. **10**(10): p. 1760-5.

82.   Morris, A., et al., *Current epidemiology of Pneumocystis pneumonia.* Emerg Infect Dis, 2004. **10**(10): p. 1713-20.

83.   Mayaud, C., et al., *[Pulmonary infections caused by Pneumocystis carinii].* Rev Med Interne, 1983. **4**(1): p. 47-56.

84.   Stephan, J.L., et al., *Severe combined immunodeficiency: a retrospective single-center study of clinical presentation and outcome in 117 patients.* J Pediatr, 1993. **123**(4): p. 564-72.

85.   Kovacs, J.A., et al., *Pneumocystis carinii pneumonia: a comparison between patients with the acquired immunodeficiency syndrome and patients with other immunodeficiencies.* Ann Intern Med, 1984. **100**(5): p. 663-71.

86.   Limper, A.H., et al., *Pneumocystis carinii pneumonia. Differences in lung parasite number and inflammation in patients with and without AIDS.* Am Rev Respir Dis, 1989. **140**(5): p. 1204-9.

87.   Vernon, D.D., et al., *Respiratory failure in children with acquired immunodeficiency syndrome and acquired immunodeficiency syndrome-related complex.* Pediatrics, 1988. **82**(2): p. 223-8.

88.   Berrington, J.E., et al., *Unsuspected Pneumocystis carinii pneumonia at presentation of severe primary immunodeficiency.* Arch Dis Child, 2000. **82**(2): p. 144-7.

89.   Dankner, W.M., J.C. Lindsey, and M.J. Levin, *Correlates of opportunistic infections in children infected with the human immunodeficiency virus managed before highly active antiretroviral therapy.* Pediatr Infect Dis J, 2001. **20**(1): p. 40-8.

90.   Kattan, M., et al., *Respiratory diseases in the first year of life in children born to HIV-1-infected women.* Pediatr Pulmonol, 2001. **31**(4): p. 267-76.

91.   Simonds, R.J., et al., *Pneumocystis carinii pneumonia among US children with perinatally acquired HIV infection.* Jama, 1993. **270**(4): p. 470-3.

92.   Gibb, D.M., et al., *Pneumocystis carinii pneumonia in vertically acquired HIV infection in the British Isles.* Arch Dis Child, 1994. **70**(3): p. 241-4.

93.   Williams, A.J., et al., *Pneumocystis carinii pneumonia and cytomegalovirus infection in children with vertically acquired HIV infection.* Aids, 2001. **15**(3): p. 335-9.

94.   Sheldon, W.H., *Subclinical pneumocystis pneumonitis.* AMA J Dis Child, 1959. **97**(3): p. 287-97.

95. Kovacs, A., et al., *CD4 T-lymphocyte counts and Pneumocystis carinii pneumonia in pediatric HIV infection.* Jama, 1991. **265**(13): p. 1698-703.

96. Simonds, R.J., et al., *Preventing Pneumocystis carinii pneumonia in persons infected with human immunodeficiency virus.* Clin Infect Dis, 1995. **21 Suppl 1**: p. S44-8.

97. Mofenson, L.M., et al., *Treating opportunistic infections among HIV-exposed and infected children: recommendations from CDC, the National Institutes of Health, and the Infectious Diseases Society of America.* MMWR Recomm Rep, 2004. **53**(RR-14): p. 1-92.

98. Benson, C.A., et al., *Treating opportunistic infections among HIV-exposed and infected children: recommendations from CDC, the National Institutes of Health, and the Infectious Diseases Society of America.* MMWR Recomm Rep, 2004. **53**(RR-15): p. 1-112.

99. Arasteh, K.N., et al., *Sensitivity and specificity of indirect immunofluorescence and Grocott-technique in comparison with immunocytology (alkaline phosphatase anti alkaline phosphatase = APAAP) for the diagnosis of Pneumocystis carinii in broncho-alveolar lavage (BAL).* Eur J Med Res, 1998. **3**(12): p. 559-63.

100. Pitchenik, A.E., et al., *Sputum examination for the diagnosis of Pneumocystis carinii pneumonia in the acquired immunodeficiency syndrome.* Am Rev Respir Dis, 1986. **133**(2): p. 226-9.

101. Tiley, S.M., D.J. Marriott, and J.L. Harkness, *An evaluation of four methods for the detection of Pneumocystis carinii in clinical specimens.* Pathology, 1994. **26**(3): p. 325-8.

102. Tamburrini, E., et al., *Diagnosis of Pneumocystis carinii pneumonia: specificity and sensitivity of polymerase chain reaction in comparison with immunofluorescence in bronchoalveolar lavage specimens.* J Med Microbiol, 1993. **38**(6): p. 449-53.

103. Parrot, A., et al., *[Contribution of bronchoalveolar lavage in immunosuppressed patients].* Rev Pneumol Clin, 1995. **51**(1): p. 1-11.

104. Khan, M.A., N. Farrag, and P. Butcher, *Diagnosis of Pneumocystis carinii pneumonia: immunofluorescence staining, simple PCR or nPCR.* J Infect, 1999. **39**(1): p. 77-80.

105. Wakefield, A.E., et al., *Detection of Pneumocystis carinii with DNA amplification.* Lancet, 1990. **336**(8713): p. 451-3.

106. Torres, J., et al., *Diagnosis of Pneumocystis carinii pneumonia in human immunodeficiency virus-infected patients with polymerase chain reaction: a blinded comparison to standard methods.* Clin Infect Dis, 2000. **30**(1): p. 141-5.

107. Fischer, S., et al., *The use of oral washes to diagnose Pneumocystis carinii pneumonia: a blinded prospective study using a polymerase chain reaction-based detection system.* J Infect Dis, 2001. **184**(11): p. 1485-8.

108. Leibovitz, E., et al., *Comparison of PCR and standard cytological staining for detection of Pneumocystis carinii from respiratory specimens*

from patients with or at high risk for infection by human immunodeficiency virus. J Clin Microbiol, 1995. **33**(11): p. 3004-7.

109. Larsen, H.H., et al., *Development of a rapid real-time PCR assay for quantitation of Pneumocystis carinii f. sp. carinii.* J Clin Microbiol, 2002. **40**(8): p. 2989-93.

110. Larsen, H.H., et al., *Development and evaluation of a quantitative, touch-down, real-time PCR assay for diagnosing Pneumocystis carinii pneumonia.* J Clin Microbiol, 2002. **40**(2): p. 490-4.

111. Levine, S.J., et al., *Effect of aerosolized pentamidine prophylaxis on the diagnosis of Pneumocystis carinii pneumonia by induced sputum examination in patients infected with the human immunodeficiency virus.* Am Rev Respir Dis, 1991. **144**(4): p. 760-4.

112. Jain, P., et al., *Role of flexible bronchoscopy in immunocompromised patients with lung infiltrates.* Chest, 2004. **125**(2): p. 712-22.

113. Rano, A., et al., *Pulmonary infiltrates in non-HIV immunocompromised patients: a diagnostic approach using non-invasive and bronchoscopic procedures.* Thorax, 2001. **56**(5): p. 379-87.

114. Nuesch, R., C. Bellini, and W. Zimmerli, *Pneumocystis carinii pneumonia in human immunodeficiency virus (HIV)-positive and HIV-negative immunocompromised patients.* Clin Infect Dis, 1999. **29**(6): p. 1519-23.

115. Ng, V.L., D.M. Yajko, and W.K. Hadley, *Extrapulmonary pneumocystosis.* Clin Microbiol Rev, 1997. **10**(3): p. 401-18.

116. Chen, A., et al., *Pneumocystis carinii presenting as a mediastinal mass in a child with acquired immunodeficiency syndrome.* Pediatr Infect Dis J, 1999. **18**(9): p. 827-31.

117. Hagmann, S., et al., *Pneumocystis carinii infection presenting as an intra-abdominal cystic mass in a child with acquired immunodeficiency syndrome.* Clin Infect Dis, 2001. **33**(8): p. 1424-6.

118. Gruden, J.F., et al., *High-resolution CT in the evaluation of clinically suspected Pneumocystis carinii pneumonia in AIDS patients with normal, equivocal, or nonspecific radiographic findings.* AJR Am J Roentgenol, 1997. **169**(4): p. 967-75.

119. Richard, N., D. Stamm, and D. Floret, *[Pneumocystis carinii infections in a pediatric intensive care unit: a retrospective study 1980-2002].* Arch Pediatr, 2003. **10 Suppl 5**: p. 539s-544s.

120. Fishman, J.A., *Treatment of infection due to Pneumocystis carinii.* Antimicrob Agents Chemother, 1998. **42**(6): p. 1309-14.

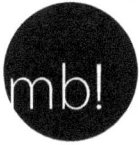

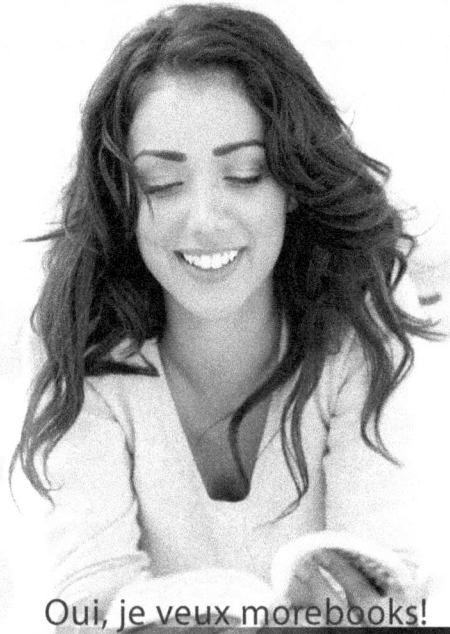

www.ingramcontent.com/pod-product-compliance
Lightning Source LLC
Chambersburg PA
CBHW021610210326
41599CB00010B/685